HJERNEN

»Vanskeligheden ved at anmelde
de fine små bøger i Tænkepauser-
serien er, at man presses til
bestandigt at finde nye og
varierede ord for sin begejstring«

Henrik Dahl,
Weekendavisen

hjernen

LEIF ØSTERGAARD

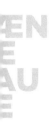

HJERNEN

Tænkepauser 35
© Leif Østergaard

Tilrettelægning og omslag: Camilla Jørgensen, Trefold
Forfatterfoto: Poul Ib Henriksen
Bogen er trykt hos Narayana Press, Gylling
2. oplag 2019

ISBN 978 87 7124 911 8

Tænkepauser
– viden til hverdagen
af topforskere fra

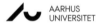

INDHOLD

EINSTEINS UTROLIGE HJERNE

SYLTET HJERNE

Cogito ergo sum. Jeg tænker, derfor er jeg. Man er næsten nødt til at starte en bog om hjernen med den franske filosof René Descartes ord. Hjernen gør os i stand til at tænke og huske. Til at mærke brisen mod ansigtet og duften af blomster i vinden. Hjernen gør os nysgerrige, giver os lyst til at udforske verden. Måske fik den dig til at læse denne bog? I hvert fald er det takket være din hjerne, at du kan skelne bogstaverne på denne side og forhåbentlig finde mening i de ord, som de små bogstaver danner. Og ikke mindst gør hjernen os i stand til at frembringe tanker, som ændrer verden. For altid.

Guddommelig inspiration har gennem årtusinder fået æren for fantastiske ideer og enestående kunstværker – men ved vi, hvordan de opstår i geniers hjerner? Da Albert Einstein døde i 1955, fjernede den amerikanske patolog Thomas Harvey hjernen fra hans lig, inden det blev kremeret. Harvey mente, at hjernen måtte kunne forklare Einsteins utrolige kreativitet. Han fotograferede derfor hjernen, delte den op i 240 stykker og lavede tynde skiver af hjernevæv, så han kunne studere hjernecellerne under sit mikroskop. Desværre blev Harvey slemt skuffet.

En voksen mands hjerne vejer typisk 1350 gram, men Einsteins hjerne vejede 'kun' 1230. Det var slet ikke som forventet. Størrelse gør det altså ikke alene, heller ikke med hensyn til hjernen. Det er også godt nyt for kvinder, hvis hjerner i gennemsnit er 10 % mindre end mænds.

Heller ikke da Harvey undersøgte Einsteins hjerne under sit mikroskop, lykkedes det ham at finde nøglen til Einsteins genialitet – og den tidligere så brillante hjerne blev efterhånden glemt i en papkasse på Harveys kontor. Det store sylteglas med Einsteins hjerne blev heldigvis gen-fundet, og nogle af de 240 skiver Einstein-hjerne kan nu ses på udstillinger verden over.

Hjerneforskere undersøger stadig Einsteins hjerne, men vi ved i dag, at sammenhængen mellem hjernens opbyg-ning og vore tanker og adfærd er langt mere kompliceret, end Harvey kunne have forestillet sig. Vi leder stadig efter kilden til vores ideer om alt fra relativitetsteorier og Face-book til skiveskåret brød.

HAVREGRØD I SKIVER

Harveys idé om, at årsagen til Einsteins genialitet skulle findes i hans hjernes mikroskopiske opbygning, opstod sidst i 1800-tallet. Den italienske læge Camillo Golgi mente, at sindssygdomme kunne skyldes hjerneskader. Han gik der-for i gang med at studere tynde skiver hjernevæv fra afdøde patienter for at bevise sin teori.

Golgi havde imidlertid et problem. For hjerneskiver ligner nærmest havregrød, hvis vi kigger på dem under et mikroskop. Golgi måtte derfor udvikle en metode til at fremhæve de strukturer i hjernevævet, som måske kunne afsløre hjernens mysterier.

Efter mange forsøg lykkedes det i 1873 Golgi at udvikle en kemisk reaktion, som kunne farve hjernevævets bestanddele. Reaktionens virkning var forbløffende – nærmest som når et billede dukker frem på det blanke fotopapir under fremkaldelsen i et mørkekammer: Gennem sit mikroskop kunne Golgi pludselig se netværk af vidtforgrenede fibre, som dannede karakteristiske mønstre i hjernens forskellige dele.

Golgi tegnede alt, hvad han så under sit mikroskop. Resultatet af hans anstrengelser er rene kunstværker, og rygtet om hans farvemetode og om hjernens komplicerede opbygning bredte sig hurtigt. Golgi troede, ligesom mange andre forskere på den tid, at nervefibrene var dele af én kæmpemæssig, sammenhængende celle.

Undtagen den spanske hjerneforsker Santiago Ramón y Cajal. Da han i 1887 så Golgis tegninger og selv tog farvemetoden i brug, indså han, at hjernen i virkeligheden består af milliarder af små enkeltceller. De trælignende strukturer, som Golgi beskrev, var altså udløberne fra de nerveceller, som vi i dag kalder neuroner.

Ramón y Cajal var også den første til at opdage neuronernes mange synapser. Det er igennem disse små paddehatteformede fremspring på nervecellernes udløbere, at neuronerne kan kommunikere med hinanden. Neuronerne minder lidt om et træ, hvor roden, axonet, er en ledning, som ender i et rodnet, hvis synapser har kontakt med andre neuroner. Træets stamme indeholder neuronets cellekerne, mens dens vidtforgrenede krone dannes af tynde grene, de såkaldte dendritter, som igen kommunikerer med andre neuroner via synapser.

Ramón y Cajal foreslog i 1894, at hjernen lagrer informationer i de netværk, neuronerne danner via deres synapser. Og ikke, som man kunne tro, ved at danne nye hjerneceller til ny information. Med Ramón y Cajals beskrivelse af neuronerne var den moderne neurovidenskab født.

300.000.000.000.000 FORBINDELSER

I dag ved vi, at vores hjerner indeholder omkring 85 milliarder neuroner. Hvert enkelt neuron kommunikerer i gennemsnit med 7000 neuroner, som igen kommunikerer med cirka 7000 neuroner – og så videre.

Til sammenligning anslår man, at hver af Jordens godt syv milliarder indbyggere indgår i sociale netværk med 300-700 mennesker. Lidt forenklet kan det altså være en langt større opgave at forstå, hvordan hjernens netværk fungerer, end det er at kortlægge al kommunikation mellem alle Jordens indbyggere. Måske den næste udfordring for det amerikanske National Security Agency, NSA?

Men nu skal vi kigge på din hjerne. Du har nok hørt om en grydefrisure. Det er, når frisøren med en saks klipper håret langs underkanten af en omvendt skål eller kasket. Vi bruger i stedet en sav og skærer igennem huden og den 5-10 millimeter tykke kranieknogle. Når vi fjerner det kuppelformede låg, kan vi se din grålige storhjerne, som fylder det meste af kraniekassen. Den er dækket af beskyttende hinder, men efterhånden som vi fjerner dem, får vi øje på blodårerne på dens puklede overflade.

Storhjernen består af to næsten symmetriske hjerne-halvdele – med form og størrelse omtrent som halvdelen af en honningmelon skåret over på langs. De to halvdele er dækket af den grå hjernebark. Hjernebarken indeholder neuronernes cellekerner og et stort antal dendritter. Den er mellem 1 og 4 millimeter tyk og foldet, så den danner et landskab af lillefinger-brede hjernevindinger, adskilt af dybe furer.

Under hjernebarken danner neuronernes lange axoner hjernens hvide substans. Gennem den hvide substans' virvar af ledninger kan hjernens forskellige dele derfor kommunikere med hinanden. Det er også igennem disse ledninger, at hjernen sender kommandoer til dine muskler og indre organer og modtager sanseindtryk fra hud, øjne, ører, næse og mund. Ledningernes hvide farve skyldes myelin, som isolerer axonerne. Myelinet gør det muligt for neuronerne at sende elektriske signaler over store afstande med hastigheder på over 200 kilometer i timen.

Ud over de cirka 85 milliarder neuroner indeholder den grå substans et parallelt univers af lige så mange stjerneformede celler, de såkaldte astrocytter. Deres mange udløbere danner forbindelse til både hjernens blodkar og neuronernes synapser. Dele af Einsteins hjerne indeholdt tilsyneladende usædvanligt mange astrocytter, og hjerneforskere arbejder fortsat på at forstå denne gådefulde celles funktion – og om den hjælper os med at få gode ideer.

NERVEBANERNES SIDESKIFT

Din storhjernes to halvdele er inddelt i hjernelapper. Forrest pandelapperne, som hviler oven på dine øjenhuler og strækker sig fra panden bagud til den dybe centrale fure. Den centrale fure adskiller pandelappen fra isselappen. Den starter ved kraniets toppunkt og strækker sig skråt fremad mod et punkt omtrent midt mellem din øjenkrog og øregangen.

Neurokirurger lærer meget hurtigt at genkende den centrale fure. De ved, at deres patienter risikerer permanente lammelser, hvis de beskadiger hjernevindingerne lige foran den centrale fure, altså i den bageste del af pandelappen. Vi hjerneforskere kalder også området foran den centrale fure for motorstriben, fordi det er den hjernebark, du bruger til at planlægge og udføre bevægelser. For eksempel til at vende den næste side i bogen.

Hvis en blodprop eller en svulst ødelægger dele af motorstriben, vil det medføre lammelser i kroppens modsatte side. Det skyldes, at nervebanerne skifter side på vejen mellem hjernebarken og dine muskler. Hjernebarken på isselappen lige bag den centrale fure kalder vi for følestriben. Et kys på kinden eller en sten i skoen sender altså denne del af hjernen på ekstraarbejde, og igen sender venstre kropshalvdels føleorganer signaler til højre hjernehalvdel. Og omvendt.

Bag øjenhulerne skyder tindingelapperne sig bagud, lige under pandelapperne. Tindingelapperne hviler på kraniekassens bund og strækker sig bagud til et punkt cirka en fingerbredde bag dit øre. Den centrale fure, som adskiller pande- og isselap, stopper ved tindingelappens øverste kant, omtrent to fingerbredder over øret. Forrest på tindingelappens overside ligger hørebarken. Her analyseres nervesignalerne fra dine hørenerver, så du kan opfange barnegråd, musik, samtaler og hvinende bremser i trafikken omkring dig.

Allerbagest i storhjernen, bag isselappen opadtil og tindingelappen nedadtil, finder vi nakkelappen. Den behandler de synsindtryk, som via synsnerverne sendes fra nethinderne bagud til hjernebarken. Synsbarken i dit baghoved arbejder altså på højtryk, mens du læser bogstaverne på denne side.

PHINEAS GAGES PANDELAP

Phineas Gage sikrede os i 1848 en masse vigtig viden om pandelappens funktioner. Gage havde forstand på sprængstoffer, og mens jernbanenettet i det nordøstlige USA blev bygget, var han leder af et sjak, som sprængte vej til skinnerne gennem klippefyldte områder. De borede dybe huller i klipperne, og efter at krudt og lunter var fyldt i hullerne, stampede Gage med en lang jernstang sand og grus sammen over sprængladningerne for at forstærke deres effekt. Gage havde fået en smed til at specialfremstille en 110 centimeter lang og 3,2 centimeter tyk jernstang til formålet: Dens ene ende passede i borehullerne, mens den anden ende spidsede til, så han havde et godt greb med begge hænder om den 6 kilo tunge stang.

Sidst på eftermiddagen den 13. september 1848, syd for Cavendish i Vermont, gik det galt: En gnist sprang, da Gage stødte jernstangen ned i et borehul. Krudtladningen eksploderede, og jernstangen var nu omdannet til et hurtigflyvende projektil, som ramte Gage lige under venstre kindben. På et splitsekund passerede den spidse stang ind bag Gages venstre øje, op gennem kraniekassens bund, igennem hans venstre pandelap og ud gennem kraniets top, inden den landede 25 meter borte, indsmurt i blod og hjernemasse.

På trods af den alvorlige hjerneskade kom Gage hurtigt til bevidsthed – og takket være en dygtig lokal læge, John Harlow, overlevede Gage både sine svære forbrændinger og de bylder, som de næste uger dannedes i hans hjerne. Gage var opsat på at vende tilbage til sit arbejde – men selvom hans viden om sprængstoffer var intakt og han stadig kunne tale og bevæge sig næsten som før ulykken, var hans personlighed helt forandret.

Den tidligere så rolige og eftertænksomme Gage havde mistet fornemmelsen for, hvordan man opfører sig i sociale sammenhænge. Han var nu så grov og ubehøvlet, at hans venner bemærkede, at "han ikke længere var Gage". Gage, som tidligere var en afholdt og respekteret leder for sit sjak, kunne nu ikke træffe beslutninger eller lægge planer for fremtiden, så jernbaneselskabet måtte snart afskedige ham.

Gage havde stadig en intakt højre pandelap. I dag er han et eksempel på, at andre hjerneområder til en vis grad kan overtage opgaverne, hvis en del af hjernebarken tager skade. Gage blev da også mere som sit gamle jeg med tiden og kunne efter nogle år passe jobs som kusk og arbejdsmand. Tolv år efter ulykken fik han hyppige epileptiske anfald, sikkert på grund af sin hjerneskade, og døde den

21. maj 1860 i San Francisco. Gages familie skænkede i 1866 hans kranium og jernstang til Harlow, og begge dele er i dag udstillet på et museum i Boston.

STRÆK OG BØJ MED LILLEHJERNEN

Du har lige hørt om storhjernen – og dens navn skyldes selvfølgelig, at der også findes en lillehjerne. Den fylder kun en tiendedel af storhjernen og er placeret i kraniets bageste, nederste hulrum. Én af lillehjernens opgaver er at justere de kommandoer, som storhjernen sender ud til musklerne, når vi skal bevæge os, baseret på de signaler, som sener og muskler via nervetråde sender retur til hjernen. Hvis en læge har mistanke om, at lillehjernen ikke fungerer korrekt, vil han eller hun tit bede patienten om at udføre denne lille test:

Stræk din ene arm helt ud, og placér dernæst samme arms pegefinger på din næsetip. Let nok, ikke sandt? Det er din lillehjerne, som sørger for, at bevægelsen bliver jævn og præcis. Prøv, om du kan gøre det samme, men med lukkede øjne. Det gik sikkert også fint. For oftest behøver lillehjernen kun signalerne fra dine muskler og sener for at regne ud, hvor fingerspidsen eller resten af din krop er.

Når du har planlagt og startet en kompliceret bevægelse, hjælper lillehjernen altså med at justere nervesignalerne til de enkelte muskler, så bevægelserne foregår, som du har planlagt. Hvis du eksempelvis beslutter at bære en tung træstamme gennem skoven, ved din hjerne ikke på forhånd, hvor blødt underlaget er, hvor tung træstammen er, og hvordan vægten vil blive fordelt på arme, ryg og ben, mens du går med den. Det korrigerer lillehjernen og storhjernen i fælleskab for.

Lillehjernen har også travlt med at regne og justere, når teenageres knogler pludselig vokser: Selvom deres hjerner har lært en masse bevægelser, kræver det store omstillinger for hjernen at få deres ranglede kroppe til at gøre det, de plejer. I mellemtiden kan de godt virke lidt klodsede.

VIRKELIGHEDENS RAIN MAN

Amerikaneren Kim Peek lærte først at gå, da han var fire år gammel – og selv som voksen kunne han ikke knappe sine skjorter. Disse motoriske vanskeligheder skyldtes formodentlig, at hans lillehjerne var beskadiget. Til gengæld var Peeks storhjerne usædvanligt stor – og udstyret med en exceptionel hukommelse, så Peek blev inspirationen til figuren Raymond Babbit i filmen *Rain Man* med Dustin Hoffman i hovedrollen.

Peek kunne læse tykke bøger på omkring en time – to sider af gangen: Han ville altså have læst denne bogs venstresider med sit venstre øje og højresiderne med højre øje – og bagefter var han i stand til at huske over 98 % af det, han havde læst, ord for ord! Peek elskede at læse på det lokale bibliotek og kunne efter sigende over 12.000 bøger udenad, da han døde i 2009.

Peeks hjerne var usædvanlig af en anden grund: Hjernebarken på højre og venstre hjernehalvdel er normalt forbundet via den såkaldte hjernebjælke – millioner af axoner, som dybt inde i hjernen gør det muligt for de to hjernehalvdeles neuroner at kommunikere med hinanden. Peek var født helt uden en hjernebjælke – og det er stadig en gåde, hvordan hans hjerne klarede at samkøre informationer fra de to hjernehalvdele.

Einsteins hjernebjælke indeholdt derimod flere forbindelser end de fleste andre menneskers. Det er usikkert, om de ekstra forbindelser har bidraget til hans genialitet: Selvom Peeks intelligenskvotient var 87 mod Einsteins cirka 160, er hjerneforskerne fortsat usikre på, om kloge og kreative mennesker generelt har en større hjernebjælke end andre.

DE FØRSTE KIG GENNEM KRANIEKASSEN

Heldigvis behøver vi læger og hjerneforskere ikke længere vente på, at vores patienter – eller berømte forskere som Einstein – dør. Hvis det var tilfældet, ville vi ikke vide meget mere om hjernen i dag, end vi gjorde for halvtreds år siden. Takket være skanningsteknikker vidste Peek da også selv, at han manglede hjernebjælken og dele af sin lillehjerne.

I 1971 stod en række ingeniører bag det første store tekniske gennembrud i hjerneforskningen. De opfandt CT-skanningen. Det er en teknik, som sætter røntgenbilleder optaget fra mange forskellige vinkler af kraniet sammen til et tværsnitsbillede af hjernen. Opfindelsen var afgørende for både læger og patienter: Med ét kunne man se svulster, blødninger eller bylder i hjernen – uden først at åbne patientens kranium.

Senere i 70'erne indtraf et nyt gennembrud, da MR-skanningsteknikken blev udviklet. I stedet for røntgenstråler udnytter MR-skanneren, at brintatomer – som indgår i næsten alle kroppens molekyler – er svagt magnetiske. Vi skal altså tænke på kroppens brintatomer som milliarder af små kompasnåle. Mens du læser denne bog, er din krop ikke magnetisk – fordi alle de små kompasnåle peger i tilfældige retninger, så de opvejer hinandens magnetfelt. Men anbringer vi dig i en MR-skanners stærke magnetfelt, bliver mange af de små kompasnåle ensrettet – og du forvandles til en slags magnet med en syd- og nordpol.

Inden i skanneren puffer en radiosender til de mange kompasnåle i din hjerne på én gang og måler de radiosignaler, som udsendes, når de svinger tilbage til deres udgangsposition. Radiosignalet fra din hjernes molekyler afslører, hvilke kemiske miljøer deres brintatomer bor i. MR-skanningsbilleder kan derfor vise fine detaljer i hjernevævet, som CT-skanningsbilleder ikke er følsomme over for – og som en læge endda kunne overse, selvom hjernen efter patientens død blev taget ud og skåret i rigtige skiver.

EINSTEINS BROWNSKE BEVÆGELSER

1905 var et storslået år for Einstein. Han publicerede den specielle relativitetsteori, den berømte formel $E=m \cdot c^2$ og teorien om den fotoelektriske effekt. Samme år formulerede Einstein også en matematisk beskrivelse af de såkaldte *Brownske bevægelser*: De små bevægelser, som eksempelvis støvpartikler beskriver i en solstribe, fordi de hele tiden støder sammen med luftens langt mindre molekyler.

Einstein vidste ikke, at den opdagelse mange år efter hans død skulle revolutionere udforskningen af det komplicerede, tredimensionelle netværk af axoner, som tilsammen danner hjernens hvide substans. Hvis hjerneforskere på hans tid ville følge et kabelbundt af axoner, eksempelvis fra hjernebjælken til dets bestemmelsessted i hjernebarken, ville det kræve dages, ja, ugers møjsommelig dissektion af den afdødes hjerne. Lidt som at grave en tynd, skrøbelig trærod frem blandt tusindvis af andre rødder tværs gennem en have.

Forskere indså i 1990'erne, at axonerne med deres fedtholdige myelinskeder påvirker vandmolekylernes Brownske bevægelser i hjernens hvide substans – og at vi derfor kan bestemme axonernes retning ud fra vandmolekylernes foretrukne bevægelsesretning. Ved hjælp af computerprogrammer og MR-billeder, som er følsomme over for vandmolekylers Brownske bevægelser, kan vi i dag rekonstruere den hvide substans' ledningsbaner – i den levende hjerne. Den teknik bruger neurokirurger nu til at planlægge hjerneoperationer og forhåbentlig undgå at skære vigtige kabelbundter over under indgrebet.

I 2007 udviklede den danske fysiker Sune Jespersen en matematisk beskrivelse af, hvordan neuronernes tynde dendritter og axoner påvirker vandmolekylernes Brownske bevægelser i hjernebarken. Vi kan derfor nu tælle de mange udløbere, Ramón y Cajal observerede i hjernens grå substans hundrede år tidligere. Men i stedet for mikroskop og udsnit af dødes hjerner kan vi bruge en MR-skanner til at studere, hvordan hjernebarkens mikroskopiske struktur ændrer sig – imens vores hjerne udvikler sig og lærer nye færdigheder.

DIN UBEVIDSTE HJERNE

MENS DU SOVER

Nu dykker vi dybt ind i dit kranium. I kraniekassens bund finder vi et femkronestort hul. Det er her, rygmarven i ly af rygsøjlens beskyttende knogler når frem til din hjerne. Samtidig bliver din rygmarvs nervefibre til en del af hjernestammen. Hjernestammen strækker sig op til cirka midt mellem dine øregange, inden den, lidt ligesom et blomkåls stamme, danner forbindelser til hjernebarken.

Hjernestammen er en motorvej for informationer, som er på vej til eller fra hjernen. Størstedelen af hjernestammen består af ledningsbundter, som via bittesmå huller i kraniet eller via rygmarven skaffer storhjernen forbindelse til kroppens og ansigtets muskler og til hudens smerte- og berøringsorganer. Også informationer fra dine ører og balanceorganer når frem til storhjernen via hjernestammen. Hjernestammen arbejder konstant – også når du sover. Faktisk bestemmer den, hvor vågen og bevidst du er, og sørger for, at du trækker vejret, mens du sover. Samtidig afpasser den din puls, dit blodtryk og dit åndedræt efter kroppens iltbehov og sætter gang i fordøjelsen, når din krop er i ro. Alle disse komplicerede kropsfunktioner behøver din 'bevidste hjerne' ikke kende til – så hjernestammen hjælper altså din krop med at fungere – uden at forstyrre din storhjerne.

ET PUND ELLER EN PENNY?

Den engelske hjerneforsker Chris Frith og franskmanden Mathias Pessiglione udtænkte i 2006 et elegant forsøg. De ville undersøge, hvordan områder dybt i vores hjerne prioriterer vores handlinger – uden at vi ved det. De bad forsøgspersoner om at klemme et håndtag hårdt sammen – og målte samtidig, hvor kraftigt de klemte. Umiddelbart inden opgaven viste de forsøgspersonerne den belønning, de ville få for besværet: Et britisk pund eller kun en penny – altså knap ti kroner eller ti ører.

Hvis vi ser et billede eller et ord et par hundrededele af et sekund, kan vores hjernebark ikke nå at registrere det, vi så. Selvom vi får at vide, at vi har set et eller andet, vil vi faktisk ikke kunne udpege det billede eller ord, vi lige har set, mellem et par andre muligheder. Den dybe del af vores hjerne er imidlertid langt hurtigere – og kan altså opfatte ord eller billeder, uden at vi er klar over det.

Forsøget viste, at forsøgspersonerne klemte håndtaget hårdere sammen, når de fik et pund, end når de kun fik en penny – uanset om belønningen blev vist i så korte glimt, at forsøgspersonerne umuligt kunne kende størrelsen på deres belønning, når de klemte håndtaget. Vores ubevidste hjerne prioriterer altså opgaver højere, hvis der følger en større belønning med – hvad enten vi ved det eller ej.

Belønning er selvfølgelig et vidt begreb. Det ser ud til, at vores hjerner i udgangspunktet opfatter sex, mad, berøringer og eksempelvis musik som belønninger – og med tiden også har lært at opfatte penge og status som en form for belønning.

Vi hjerneforskere foretrækker at bruge penge som belønning i vores forsøg, fordi alle mennesker kan bruge dem – og deres værdi samtidig er nem at gøre op. Hvis vi forsøgte os med andre 'hjernebelønninger', ville nogle forsøgspersoner måske foretrække sex, nogle en plade chokolade, mens andre ikke bryder sig om nogen af delene.

LIDT MERE STRØM, TAK!

De dele af hjernen, som fik Frith og Pessigliones forsøgspersoner til at gøre sig mere umage, når belønningen var høj, er en del af vores såkaldte limbiske system. Det limbiske system fungerer som forkontor, alarmcentral, sagsbehandler og sekretariat, når al den information, som når frem til hjernen via hjernestammen, skal bearbejdes. Hippocampus, som er en del af det limbiske system, gennemgår løbende informationerne for at afgøre, hvorvidt nye oplevelser er så vigtige, at de skal arkiveres i vores hukommelse.

Det limbiske systems evne til at bestemme vores adfærd blev opdaget af den amerikanske psykolog James Olds og den engelske ingeniør og hjerneforsker Peter Milner for godt 60 år siden. Det skete endda ved et rent tilfælde, da deres forsøgsdyr meget overraskende prioriterede at foretage sig noget helt nyttesløst.

Olds og Milner anbragte elektroder i dele af rotters nucleus accumbens, en del af det limbiske system, som ligger dybt i den forreste del af hjernen. Elektrisk strøm kan stimulere nervecellers aktivitet, og Olds og Milner håbede, at de med elektroderne kunne finde de dele af det limbiske system, som udgør hjernens alarmcentral – og derfor får dyrene til at blive bange og flygte.

De satte strøm til elektroderne, når rotterne befandt sig i et bestemt hjørne af deres bur – og forventede, at rotterne ville skynde sig væk. Til deres overraskelse skete præcis det modsatte: Rotterne foretrak tværtimod at sidde i det hjørne af buret, hvor de fik deres hjerne stimuleret.

Så undersøgte Olds og Milner, om rotterne ville arbejde for at få den elektriske strøm gennem hjernen. De indrettede et bur, hvor rotterne kunne 'tjene' en strøm gennem hjernen ved at aktivere en kontakt. Resultatet var overraskende: Rotterne aktiverede kontakten igen og igen – nogle så hurtigt og længe, at de til sidst faldt udmattede om. Det viste sig endda, at rotterne var villige til at opgive mad og drikke for at få de små stød.

Det limbiske system kan med andre ord få rotter til at prioritere enhver opgave – endda højere end deres egen overlevelse. Lidt uhyggeligt, ikke? Men bed din hippocampus gemme billedet af rotten, som er villig til at aktivere en kontakt, indtil den dør af sult. Vi skal bruge det senere til at forstå, hvorfor afhængighed af spil og stoffer kan ændre menneskers adfærd i foruroligende grad.

Vi ved nu, at Olds og Milners elektroder fik rotternes nucleus accumbens til at frigive store mængder af et særligt signalstof, det såkaldte dopamin, hver gang rotterne aktiverede kontakten. Når dyr og mennesker bliver stillet over for en opgave, bestemmer den mængde dopamin, vores limbiske system frigiver, den motivation, energi og vedholdenhed, som vi føler for den. Rotternes elektroder fik hjernecellerne til at frigive så megen dopamin, at deres hjerner satte alle ressourcer ind på at aktivere en ligegyldig kontakt – selvom det betød, at de ville sulte eller tørste ihjel.

Vi mennesker investerer også gerne tid og energi i en bestemt adfærd, hvis vi øjner chancen for en belønning på kortere eller længere sigt. Ellers var der sikkert ikke så mange af os, der gad bo på trange kollegieværelser, spise spaghetti med ketchup i årevis og kun få nyt tøj til jul og fødselsdag, mens vi tog en uddannelse. Men det gør vi, fordi vi tror på, at uddannelsen er nøglen til succes i fremtiden.

Det limbiske system bruger tilsyneladende vores erfaringer til at forudsige den belønning, vores handlinger vil give anledning til – og det sammenligner bagefter sin forudsigelse med den belønning, handlingen faktisk udløser. Hvis en handling giver større gevinst end forventet, frigiver det limbiske system mere dopamin – og motiverer os dermed til at gentage handlingen. Dopamin-frigivelsen kaldes derfor et 'lære-signal' – fordi det får os til at gentage og lære bestemte typer adfærd. Nu skal vi sammen opleve, hvordan hjernens gevinst-beregninger og dopamin-frigørelse føles i praksis.

Forestil dig, at vi har købt en lottokupon, og at vinder-tallene om lidt bliver udtrukket på tv. Læg først mærke til, at hjernen ikke kun forholder sig til fakta, når den beregner sandsynligheden for at vinde millioner af kroner: Spiludbydere som Danske Spil udbetaler altid færre gevinstpenge, end de har solgt kuponer for, så vi sidder kun med kuponen, fordi reklamer eller historier om den store gevinst har givet os en urealistisk forventning til vinderchancerne – altså rent matematisk set. Denne forventning, og den omstændighed, at vi – efter at vi har købt en kupon – faktisk har en lille chance for at vinde millioner, har måske fået os til at fravælge kaffen med svigerfamilien for at sidde spændte foran tv'et.

Efterhånden som nummerdamen læser tallene op, kan vi ligefrem mærke, hvordan vores lotto-motivation afhænger af dopamin-niveauet, som igen afhænger af forskellen mellem den forventede og den faktiske gevinst: Fra den lidt mindre spænding, når vi ikke kan finde det første udtrukne tal på vores kupon, men håbet om gevinst består – til vi må erkende, at vores investering er spildt. Nu er gevinsten pludselig lavere, end hjernen havde troet – og hjernens dopamin-niveau er derfor lavere, end det plejer.

Når dopamin-niveauet falder til så lave niveauer, bliver vi frustrerede og mister motivationen. Med pandelappernes bevidste hjerne lover vi måske os selv aldrig mere at købe lottokuponer. Det ved spiludbyderne godt, så de sørger for, at hyppige smågevinster giver os fornemmelsen af, at vi *næsten* vandt den helt store gevinst. Den oplevelse frisætter store mængder dopamin og vil med stor sikkerhed ugen efter overtrumfe vores bevidste hjernes beslutning om ikke at spille igen.

JEG HAR IKKE LYST, MEN JEG TRÆNGER!

Fru murermesterinde Jessen – i Bodil Udsens imponerende skikkelse – gør i *Matador* denne utroligt vigtige iagttagelse om sin hang til søde sager. Når hun trænger til småkager efter andestegen, betyder det ikke, at hun føler lyst eller nydelse, mens hun spiser dem. Det danske udtryk 'at have lyst til' blander bare de to begreber sammen.

Hjerneforskere har i mange år troet, at dopamin var et lykke-stof – og de dele af det limbiske system, som frigiver dopamin, kaldes da også ofte for belønningssystemet. Den engelsk-amerikanske hjerneforsker Kent Berridge har imidlertid vist, at mus og rotter kan nyde søde sager, selvom deres hjerner ikke kan frigive dopamin. Dopamin ser i stedet ud til at skabe trangen eller motivationen, som får murermesterinde Jessen til at efterstræbe kokkepigen Lauras bagværk – og som fik Olds og Milners rotter til at aktivere strømmen til deres hjerner. De kunne med andre ord ikke lade være – og du husker måske, at kagerne hverken gjorde murermesterinde Jessen mild eller glad.

Den viden har fået mange forskere og læger til at revidere deres opfattelse af, hvorfor afhængighed og misbrug kan være meget vanskelig at slippe ud af: Spil, alkohol og stoffer som amfetamin, kokain, heroin og cannabis kan tilsyneladende påvirke og dominere signalstofferne i det limbiske system – og overtage kontrollen over vores ubevidste motivationssystem, så vores misbrug fortsætter. Selvom vi ikke længere nyder det, og vores bevidste hjerne godt ved, at det kan koste os job, familie, økonomisk sikkerhed og helbred.

OVERLEVELSENS GLÆDE

For ti år siden installerede psykologer fra Harvard en app på over fem tusind menneskers iPhones for at finde ud af, hvad de lavede – og hvordan de havde det på en skala fra 0 til 100. '0' svarede til 'skidt' og '100' til 'rigtigt godt'. Programmet stillede spørgsmålene på tilfældige tidspunkter af dagen til kvinder og mænd mellem 18 og 88 år fra alle erhverv og verdensdele.

Forskerne opdagede, at bestemte aktiviteter viste en tydelig sammenhæng med deltagernes glædesscore. Sex var en klar topscorer. Naturligvis.

Derefter var deltagerne gladest, når de dyrkede sport, legede med deres børn, talte med venner og familie, lyttede til deres yndlingsband, gik en tur i skoven eller spiste et godt måltid. Forskerne konkluderede derfor, at vi er mest tilfredse, når vi er i gang med at leve eller rettere overleve – dvs. forplante os, styrke sociale bånd inden for vores 'gruppe', spise og styrke vores krop.

Gennem de seneste år har den danske hjerneforsker Morten Kringelbach sammen med Berridge studeret, hvad der sker i hjernen, når vi føler os lykkelige og nyder livet. De har fundet ud af, at det er signalstoffer, som vi kalder *cannabinoider* og *opioider*, som frembringer lykkefølelsen i vores hjerner. Dopamin frembringer derimod trangen og sørger sammen med andre signalstoffer for, at vi lærer den adfærd, som i første omgang udløste lykkefølelsen. Som du måske kan gætte fra de kemiske navne er hjernens egne lykke-signalstoffer i familie med indholdet i cannabis og opium.

STORHJERNENS KORTLÆGNING

STAKKELS TAN

Den 26. juli 1830 begyndte Paris' borgere at bygge barrikader i byens gader og gå til angreb mod den franske hær. Deres utilfredshed skyldtes, at pressefriheden var blevet indskrænket og nationalforsamlingen opløst. Deres modstand var startskuddet til den såkaldte Julirevolution. Kampene varede blot tre dage, men førte til afsættelsen af den upopulære konge, Karl den tiende.

Det er usikkert, hvorvidt vores næste hovedperson, Louis Victor Leborgne, deltog aktivt i kampene mellem de kongetro politibetjente og soldater og de utilfredse borgere. Men vi ved, at han boede tæt på Paris' rådhus, hvor der den 28. juli fandt en række voldsomme kampe sted. Et kraftigt slag mod hovedet kunne i hvert fald forklare, hvorfor han som ung mand begyndte at lide af epileptiske anfald.

Leborgne fyldte 21 en uge før kampene ved rådhuset og levede til daglig af at skære læste til lokale skomagere og Paris' voksende hjemmeproduktion af sko. Takket være sit håndværk kunne han klare sig økonomisk trods de epileptiske anfald, indtil en skelsættende hændelse indskrev ham i historiebøgerne: Som 30-årig mistede Leborgne pludselig evnen til at tale. Eller næsten. Han kunne sige en enkelt

27

stavelse – 'tan'. Den gentog han til gengæld så ofte, at Tan blev hans kælenavn.

Det er muligt, at Leborgne slog hovedet under et af sine epileptiske anfald, så en lille hjerneblødning ødelagde en del af hans hjerne. I hvert fald var det pludselige handicap en katastrofe for ham. Han kunne ikke længere kommunikere med omverdenen og dermed klare sit job. Han havde hverken en kone eller andre pårørende, som kunne tage sig af ham, så efter nogle måneder blev han indlagt på Bicêtre-hospitalet i udkanten af Paris.

Ti år senere blev hans tilstand forværret: Han blev gradvist lam i højre side af kroppen og kunne efterhånden ikke stå ud af sengen. I 1861 gik der koldbrand i Leborgnes lammede højre ben, og da han blev overført til hospitalets kirurgiske afdeling, mødte han den læge, som skulle gøre hans hjerne verdensberømt: Pierre Paul Broca.

BROCAS OPDAGELSE

Broca havde to år forinden startet Paris' Antropologiske Selskab – et mødested, hvor Paris' lærde kunne diskutere samtidens vigtige videnskabelige teorier: Broca var særligt optaget af Darwins evolutionsteori og af det såkaldte lokalisationsspørgsmål – dvs. om bestemte dele af hjernen varetager bestemte funktioner. Eller om eksempelvis vores talefunktion udspringer fra hele hjernen.

Ideen om hjernefunktioners lokalisering var udsprunget af frenologien, som var populær i 1800-tallet. Det er en – i øvrigt forkert – teori om, at kraniets form afslører, hvor udviklet den underliggende hjerne er. Og om at videnskabsmænd kunne 'aflæse' menneskers moral og evner ud fra formen på deres kranium.

Da Broca hørte om Leborgnes usædvanlige handicap, blev han derfor fyr og flamme: Nu kunne lokalisations-spørgsmålet afprøves i praksis. Hvis evnen til at tale sidder et bestemt sted i hjernen, måtte Leborgnes hjerne have taget skade lige præcis dér. Broca undersøgte Leborgne og kunne via dennes fagter og 'tan-tan'-lyde konstatere, at Leborgne forstod alt, hvad der blev sagt – og i det hele taget virkede normalt begavet.

Leborgne døde kort efter – og Broca fik nu mulighe-den for at undersøge Leborgnes hjerne nærmere. Mens han fjernede Leborgnes kranieknogle, gjorde han sin store opdagelse: Under kranieknoglen i Leborgnes venstre tinding havde hjernebarken taget skade, så der nu var et hul på størrelse med en tyvekrone i hjernens overflade. Præcis som teorien om hjernefunktionernes lokalisering havde forudsagt. Broca undersøgte senere flere patienter og kunne konstatere, at deres manglende evne til at danne ord næsten altid skyldtes en skade i frontallappens hjernebark ved ven-stre tinding.

Hos en meget lille gruppe mennesker – særligt venstre-håndede – er sprogfunktionen i stedet lokaliseret i samme område i højre hjernehalvdel eller i begge sider. Det har stor betydning, hvilken side sprogfunktionen sidder i, hvis man bliver ramt af en blodprop eller skal have foretaget en hjerneoperation: Tager området skade, kan evnen til at tale blive svært påvirket. Ligesom det skete for Leborgne, som led af det, lægerne i dag kalder ekspressiv afasi. Hjerneområdet, som Leborgne manglede, er nu opkaldt efter Broca.

Den tyske læge Karl Wernicke blev inspireret af Brocas studier. I 1873 undersøgte han en mandlig patient, som efter en blodprop i hjernen både kunne høre og tale – men ikke forstå hverken talte eller skrevne ord. Altså modsat Leborgne, som kunne forstå, hvad der blev sagt, men ikke tale. Da patienten døde, undersøgte Wernicke hans hjerne – og kunne konstatere, at sprogproblemet ikke skyldtes skader i Brocas område, men derimod et hjerneområde cirka en håndsbredde længere bagtil – opadtil på den bagerste del af tindingelappen. Området kaldes nu Wernickes område.

KILDRER DET, HVIS JEG GØR SÅDAN HER?

Først i 1900-tallet blev det mere og mere almindeligt for læger at foretage hjerneoperationer. De vidste nu, hvordan de kunne undgå de infektioner, som nær havde kostet Gage livet, men stod over for et nyt problem: Hvordan kunne de undgå at skade vigtige hjerneområder, mens de forsøgte at fjerne syge områder fra hjernen? Hvis uheldet skete, risikerede patienterne at vågne op med lammelser i arme eller ben eller ude af stand til at tale.

Den dristige canadiske neurokirurg Wilder Penfield begyndte først i 1930'erne at aktivere hjernebarken med en svag strøm under sine operationer – og samtidig spørge patienten om, hvad han eller hun oplevede. Det kan lyde voldsomt at være vågen, mens en kirurg opererer inden i hjernen, men vi kan ikke føle vores hjerne, så vi skal mest bare vænne os til tanken.

Penfield kunne nu navigere sin operationskniv ved hjælp af patienternes reaktioner. Hver gang de følte en snurren, eller deres arme gav et lille spjæt, vidste han, at han skulle passe på. På den måde nåede han frem til de syge dele af hjernen uden at lamme patienterne.

Samtidig med sine operationer kortlagde Penfield patienternes motor- og følestribe i stor detalje. Han fandt ud af, at nervefibre til og fra tungen og svælget er placeret allernederst på motor- og følestriben, lige over tindingelappen. Lidt længere oppe fandt han mundens og læbernes hjernebark: Foran den centrale fure findes de nerveceller, som styrer vores ansigtsmuskler, når vi laver grimasser og spidser munden. Og lige bag furen ender nervetråde med føleindtrykkene fra læberne og munden – altså alt, hvad der kræves til et godt, langt kys.

BERTINOS KRANIEBRUD

I slutningen af juli 1877 blev Michele Bertino, en 37-årig bonde fra Varicella nær Torino, ufrivilligt en vigtig del af historien om hjernens kortlægning. Han stod ved foden af byens klokketårn, klar til at hejse en kurv med mursten op til en kammerat nær tårnets top, da det pludselig sortnede for hans øjne. En murer havde tabt en tre kilo tung mursten, som efter et fald på knapt 14 meter knuste Bertinos kranium.

Han blev båret indenfor hos byens præst, og byens læge, Ferrero, var til stede, da Bertino senere kom til bevidsthed. Ferrero kunne konstatere, at Bertino kunne huske alting, indtil det tidspunkt han blev ramt af murstenen, og i øvrigt var overraskende upåvirket af det voldsomme uheld. Da Ferrero et par timer senere rensede Bertinos sår, måtte han fjerne syv stumper kranieknogle, dele af Bertinos hat og små stykker mursten fra det dybe hul i den uheldige bondes hovedbund og hjernen nedenunder.

I månederne efter ulykken voksede såret i Bertinos hovedbund langsomt sammen. Fra slutningen af september til sidst i oktober var han indlagt på et hospital i Torino. Det var her, fysiologen Angelo Mosso hørte om Bertino.

Mosso studerede de trykbølger, som hjertet skaber, når det pumper blodet rundt i kroppen. Hvis du har fået målt dit blodtryk, ved du sikkert, at lægen måler to blodtryk: Det høje tryk, som opstår, idet trykbølgen fra hjerteslaget når frem til din overarm, og det lave tryk, mens hjertet hviler mellem slagene. Mosso brugte et særligt blodtryksapparat – en såkaldt hydrosphygmograf. Med dette følsomme instrument kunne han måle, hvordan blodtrykket varierer, mens trykbølgerne passerer gennem armen, og samtidig gemme trykmålingerne som kurver på papirstrimler.

Mosso undersøgte det to centimeter store hul i Bertinos kranium. Han blev glad, da han bemærkede, at Bertinos hjernebark ikke bulede ud gennem hullet, sådan som den normalt gør under en hjerneoperation. Hjernen ville derfor ikke forstyrre de forsøg, han havde udtænkt. Mosso var begejstret.

Det var Bertino langtfra. Han brød sig ikke om lægernes opmærksomhed, men vidste også, at han fik hovedpine og blev svimmel af betændelsen, hvis han ikke lod dem rense såret hver dag. Mosso overtalte Bertino til at besøge

sit laboratorium under den sidste uge af indlæggelsen i To-
rino, og her foretog Mosso de forsøg, som skulle gøre ham
berømt.

Først anbragte Mosso en trykmåler over hullet i Berti-
nos hovedbund og en anden omkring hans arm. Derefter
bad han ham løse forskellige opgaver, imens apparaterne
registrerede trykket inden i Bertinos kranium og blodtryk-
ket i hans arm. "Hvad er 8 gange 22?". "Hvad er 8 gange
12?".

Mosso kunne se trykket stige i Bertinos kranium, både
mens hans hjerne regnede på tallene, og igen da han sagde
resultatet. Trykket i armen ændrede sig derimod ikke, så
det måtte være udtryk for, at blodårerne inden i kraniet
udvidede sig, mens hjernen arbejdede. Mosso bemærkede
et usædvanligt stort udslag på papirstrimlen, da kirkeklok-
kerne i nærheden slog tolv. Var Bertino mon ked af, at
han ikke kunne slå korsets tegn og recitere Ave Maria ved
middagstid, som han plejede? Mosso spurgte Bertino, som
svarede bekræftende. Mosso så igen en trykstigning, da
Bertino tænkte over det moralske dilemma, som hans for-
pligtelser over for Vorherre og løftet til Mosso om at adlyde
hans ordrer under eksperimentet havde sat ham i.

NEURONER ÅBNER FOR SLUSERNE

I Cambridge arbejdede lægen Charles Smart Roy og fysiolo-
gen Charles Scott Sherrington videre på Mossos fascineren-
de resultater. De indrettede et laboratorium, så de kunne
undersøge kranie-blodkarrenes udvidelse hos hunde, katte
og kaniner. De studerede blodkarrenes reaktion, mens de

stimulerede forsøgsdyrenes nerver, ændrede ilt- og blodtil-
førslen til deres hjerne og påvirkede hjernen med en række
kemiske stoffer.

I 1890 offentliggjorde Roy og Sherrington deres bemær-
kelsesværdige resultater. De kunne konkludere, at hjernen
selv øger sin blodgennemstrømning for at dække det ekstra
behov for næringsstoffer, der opstår, når den arbejder. Dette
princip – den neurovaskulære kobling – skulle bliver nøglen
til udforskningen af hjernens funktion i det næste århund-
rede.

Takket være den neurovaskulære kobling kan vi i dag
se, hvilke steder i hjernen der arbejder. Vi skal blot kigge
efter ændringer i hjernens blodgennemstrømning.

I 1960'erne gennemførte den dansk-svenske forsker-
duo, Niels A. Lassen og David Ingvar, de første målinger
af hjernens blodgennemstrømning i forskellige dele af
hjernen. Først placerede de geigertællere forskellige steder
på forsøgspersonens kranium. Dernæst sprøjtede de et
radioaktivt sporstof ind i hjernens blodforsyning. Ud fra
den stråling, som geigertællerne registrerede, kunne de nu
måle, hvor meget blod der strømmede gennem hjernen lige
under kranieknoglen.

I oktober 1978 prydede deres forskningsresultater
forsiden af det anerkendte amerikanske tidsskrift Scientific
American og gav inspiration til en hel generation af for-
skere, som i de næste årtier skulle kortlægge hjernen. Bil-
ledet viste en skitse af venstre hjernehalvdel hos en person,
som læser op fra en bog. Varme orange og røde nuancer
lyser op svarende til Wernickes område, Brocas område og

neuronerne, som styrer talemusklerne, på motorstriben – præcis som Penfields operationer havde vist. Ved hjælp af den neurovaskulære kobling kunne man nu – hundrede år efter Bertinos uheld – endeligt kortlægge hjernefunktionen under den tykke kranieknogle.

DU LIGNER SØR'ME DIG SELV!

Vi er utroligt gode til at genkende ansigter. Selv hvis vi først genser vores klassekammerater fra folkeskolen tyve eller fyrre år senere, kan vi alligevel genkende de fleste af dem med det samme.

Den libanesiske hjerneforsker Justine Saade-Sergent fandt årsagen til denne enestående evne. I forbindelse med synsbarken har vores hjerne et særligt område, som genkender ansigter for os. Dette område er blot et af mange, som blev opdaget fra midten af 1980'erne. Ingeniører havde med følsomme detektorer og avanceret elektronik udviklet PET-skanningsteknologien. Lægerne kunne nu opsamle signaler fra sporstoffer overalt i hjernen og ved hjælp af blodgennemstrømningsmålinger tegne kortet over hjernens funktioner stadig mere detaljeret.

PET-skanningen gjorde det også muligt for forskere at måle frigivelsen af signalstoffer i hjernen – eksempelvis dopamin. Det vakte stor opsigt, da eksperimenter afslørede, at unge menneskers hjerner frigiver enorme mængder dopamin, mens de spiller computerspil. Det er næppe overraskende for forældre, som har bedt deres børn slukke iPad'en for at spise aftensmad: De er nærmest umulige at komme i kontakt med. Og det er svært ikke at drage en parallel til Olds og Milners rotter, som droppede mad og drikke for at aktivere dopamin-kontakten.

MAGNETISK BLOD – OG EN REVOLUTION

Sidst i 1980'erne opdagede den japanske fysiker Seiji Ogawa, at MR-billeder af dyrehjerner bliver lidt mørkere, hvis iltindholdet i dyrenes blod er lavt. Han døbte dette fænomen BOLD-effekten og foreslog, at MR-skannere måske kunne bruges til at måle hjernens aktivitet, fordi hjerneceller bruger mere ilt, når de arbejder.

Den amerikanske fysiker Ken Kwong arbejdede samtidig med BOLD-effekten i mennesker. Midt i maj 1991 lykkedes det ham at måle hjernens arbejde med en MR-skanner – helt uden at bruge sporstoffer. Takket være den neurovaskulære kobling kunne han som den første se synsbarken lyse op på MR-billederne, samtidig med at han viste forsøgspersonen i skanneren en række lysglimt.

Ved den årlige MR-kongres i San Francisco samme år afbrød Kwongs chef, Tom Brady, sin indledende forelæsning for at vise Kwongs enestående fund. Der gik et sus igennem forsamlingen. De tilstedeværende, inklusive jeg selv, glemmer formentlig aldrig startskuddet til denne revolution i vores bestræbelser for at kortlægge hjernen.

Lige nu bruger hjerneforskere overalt på kloden MR-skannere til at kortlægge de netværk af neuroner, som tilsammen danner vores tanker. Mange forskere mener eksempelvis, at hjernen arbejder på en anden måde, når vi genkalder os en virkelig oplevelse, end når vi opdigter én. Forskerne håber derfor at kunne lave en ny løgnedetektor,

som kan bruges i kriminalsager. Lige nu mener de, at meto-
den med cirka 95 % sikkerhed kan afgøre, om et menneske
lyver.

HJERNEN PÅ SKOLEBÆNKEN

SYNAPSER HUSKER

Hjernen fungerer som en slags harddisk, hvor vi kan lagre oplevelser, viden og ny færdigheder. Hippocampus spiller en vigtig rolle, når hjernen skal gemme oplevelser i vores hukommelse: Patienter med en ødelagt hippocampus kan typisk huske deres barndom og andre begivenheder, indtil skaden skete – men meget lidt derefter.

Den norske muskelfysiolog Terje Lømo og den britiske hjerneforsker Tim Bliss opdagede sidst i 1960'erne den mekanisme, som gør hjernen i stand til at huske: *Long-term potentiation* eller bare LTP-fænomenet. Lømo stimulerede neuroner i hjernebarken over hippocampus med korte strømstød, da han så noget overraskende i det signal, som stødene fik nervecellerne inden i hippocampus til at udsende: Hvis disse nerveceller genkendte strømstødet fra tidligere, udsendte de et kraftigere signal næste gang, de modtog strømmen – selv efter flere timer.

Bliss ledte efter tegn på, at neuroner danner stærkere forbindelser med hinanden, hvis de gentagne gange sender bestemte signaler til hinanden. Det ville nemlig kunne forklare, hvordan netværk af neuroner efterhånden lærer at styre eksempelvis bevægelser, som vi gentager mange gange. Lømo og Bliss undersøgte derfor LTP-fænomenet grundigt – og de fandt sammen ud af, at synapserne gør hjernecellerne i stand til at danne midlertidige, elektroniske hukommelses-kredsløb.

LTP-fænomenet er første skridt i en uhyre kompliceret proces. Med tiden danner synapserne permanente netværk af hjerneceller, der tilsammen husker, hvad vi oplever og lærer – som Ramón y Cajal forudså. Vi skal forestille os, at vores tur gennem en eng med græssende køer, lærkesang og blomsterduft kortvarigt bliver gemt som syns-, lyd- og lugte-indtryk forskellige steder i hjernen – i det, vi kalder vores korttidshukommelse. Hippocampus kan de næste timer og dage 'samle' indtrykkene og så at sige genskabe oplevelsen i vores tanker. Hvis hukommelsessporet er vigtigt, kan hjernen takket være LTP-fænomenet, signalstoffer og særlige proteiner gemme mindet – for altid.

LTP-fænomenet er vigtig, når små børn lærer at koordinere deres bevægelser. Forestil dig et lille barn i en vugge. Det har blikket fast rettet mod ranglen over vuggen og basker vildt med armene for at få fat på den. Barnets hjerne kan i princippet allerede række ud og gribe ranglen: De hjerneceller, som bearbejder synsindtryk, har forbindelse med de hjerneområder, som planlægger og udfører arme- nes og hændernes bevægelser.

Men barnet er kun lige begyndt på at få de rigtige neuroner til at arbejde i den rigtige rækkefølge. Hver gang barnets baskende arme kommer tættere på ranglen, skal vi forestille os, at dets limbiske system giver barnet en lille belønning og lærer barnet at gentage bevægelsen. Samtidig vil LTP-fænomenet styrke nerveforbindelserne, når barnet gentager bevægelsen. På den måde udvælger barnets anstrengelser efterhånden de netværk af neuroner, som kan løse de opgaver, barnet har stillet sig. Langsomt bliver barnets bevægelser mere målrettede, koordinerede og præcise.

COPYCAT

Vi lærer ofte ved at imitere andre. I fitnesscentret lærer vi de nye zumba-trin ved at efterligne instruktørens bevægelser. Faktisk hjælper hjernen os med at imitere: Hvis du eksempelvis ser nogen gribe et glas og drikke fra det, vil de områder, som *din* hjerne skal bruge for at lave den samme bevægelse, ændre deres elektriske aktivitet: Din hjerne bliver med andre ord programmeret til at efterligne de bevægelser, du ser.

Hjernen og rygmarven har heldigvis en slags bremse, så du ikke nødvendigvis drikker i takt med alle dem, du sidder til bords med. Imitationsmekanismen er dog meget stærk. Når vi mader et lille barn med en ske, er det svært for os ikke at gabe med. Små børn kan meget tidligt efterligne mundbevægelser, som de ser hos andre. Måske bruger vi – ubevidst – denne refleks hos barnet for at få det til at åbne munden for skeen?

Hjernens evne til at kopiere bevægelser giver den et stort forspring, når den skal lære nye færdigheder. Når et lille barn ser forældrenes ansigt og deres åbne mund, ved barnet næppe, at det selv har et ansigt med en mund, som skal åbnes, for at det kan blive mæt. Men ved at kopiere bevægelsen opnår barnets hjerne, at de rigtige nervebaner

bliver aktiveret med det samme. Og takket være LTP-fæno-
menet lærer barnet hurtigt selv at åbne munden, når skeen
nærmer sig.

Vi kan så undre os over, hvordan barnets hjerne kan
oversætte synet af de åbenmundede forældre til selv at gøre
den samme bevægelse. Det gjorde den italienske hjerne-
forsker Giacomo Rizzolatti også i 1980'erne. Via en række
forsøg fandt han ud af, at abers hjerner er udstyret med
neuroner, som udsender identiske elektriske signaler, hvad
enten aben ser en anden abe spise en banan – eller den selv
gør det. Disse såkaldte spejlneuroner har andre forskere se-
nere genfundet hos mennesker. Måske er det disse specielle
nerveceller, som træner barnets hjerne til at lære ved at
efterligne de voksne.

Mange hjerneforskere mener, at spejlneuroner også
hjælper os med at aflæse andre menneskers intentioner og
følelser. Det kan være, at det er dem, vi kan takke for, at
vi nærmest ubevidst ved, om et andet menneske er glad,
rasende eller trist, så snart vi ser deres ansigter. Med hjerne-
skannere har forskere foreløbig vist, at visse hjerneområder
viser samme aktivitet, når vi ser et billede af en person, hvis
ansigt udtrykker en bestemt følelse – og når vi selv laver
samme grimasse.

DIN HJERNE KAN SPÅ OM FREMTIDEN
Barnet i vuggen lærer af sine erfaringer, indtil det for
eksempel mestrer at gribe, kravle og gå. På samme måde
arbejder barnets hjerne på højtryk med de sanseindtryk,
som barnet opsamler. Hjernen bruger nemlig også barnets

erfaringer, efterhånden som det lærer at navigere i den store verden.

Lad os tage synssansen som eksempel. Mens vi udforsker verden, sender nethinden en stor mængde nerveimpulser via synsnerven til nakkelappen. Det er nærliggende at tro, at synsbarken her bruger al sin beregningskraft på at behandle synsindtrykkene, efterhånden som de når frem – så vi ser alt det, som nethinden ser.

Synsbarken ser imidlertid ud til at være langt mere avanceret: Den er opbygget af flere lag hjerneceller, og i stedet for at analysere synsindtryk, i takt med at de når frem, arbejder synsbarkens yderste cellelag tilsyneladende på at forudsige, hvilke synsindtryk hjernebarkens inderste lag modtager via synsnerven. Hjernebarken danner altså sin egen model af verden – og bruger derefter de virkelige sanseindtryk fra synsnerven til at afprøve, om modellen stemmer.

Det kan undre, hvorfor synsbarken laver disse indviklede beregninger i stedet for bare at følge med i, hvad der sker. For at forstå hvorfor hjernen er nødt til at være proaktiv, skal vi en stund forestille os, at vi står på et stort torv. Der er ingen biler. Torvet er omkranset af butikker og cafeer, og en lind strøm af mennesker passerer over pladsen i forskellige retninger – nogle har travlt, mens andre spadserer og gør stop undervejs for at betragte livet på pladsen.

Tre børn leger med en bold, som af og til hopper ind blandt de forbipasserende. Hvis du beslutter dig for at krydse pladsen, vil du med en 'betragtende' hjerne hele tiden skulle være opmærksom på fliserne umiddelbart foran dig for at registrere duer, bolde, bænke eller andre gående, som du kan risikere at støde ind i, når du tager det næste skridt. Hvis noget kommer i vejen, skal du hurtigt skifte retning, samtidig med at du bevarer kursen mod den café, du har udset dig på den modsatte side af pladsen.

Med den 'forudsigende hjerne' kan du derimod lade hjernen gøre arbejdet for dig: Din hjerne har allerede set tusindvis af fodgængere og bolde, som hopper på et hårdt underlag, under jeres gåture sammen – og kan derfor lynhurtigt anslå både deres retning og hastighed. Derfor behøver hjernen ikke holde øje med alting hele tiden. I stedet kan den fra tid til anden tjekke, at mennesker og bolde er nogenlunde det sted, hvor den har forudsagt, de skal være. Og den kan i øvrigt planlægge en rute, som undgår det område, hvor børnene leger med bolden.

Og vigtigst af alt: Din hjerne fungerer nu som en avanceret autopilot, som styrer og justerer din vej over pladsen. I stedet kan du rette din opmærksomhed mod de smukke bygninger som omkranser pladsen, portrættegnernes billeder ved springvandet og blomsterkrukkerne. Hvis intet uforudset sker, vil du altså nå frem til cafeen, sådan som du planlagde – din ubevidste hjerne har klaret transporten, mens du nød spadsereturen.

DIN INDRE FILM – OG DENS BLINDE PLETTER

Men på vej over pladsen får du pludselig øje på en tryllekunstner med en kreds af tilskuere omkring sig. Med behændige bevægelser får han bolde og mønter til at forsvinde for øjnene af det måbende publikum. Selvom

du koncentrerer dig om at følge tryllekunstnerens hænder
og rekvisitter hele tiden, kan du ikke aflure hans tricks.
Hvordan gør han?

Her kommer vi til både styrken og svagheden ved, at
hjernen i virkeligheden gætter, hvad du ser. På engelsk
kalder hjerneforskere mekanismen for *predictive coding*.
Den gør det muligt for hjernen at navigere ud fra ganske få
synsindtryk, fordi hjernen bruger vores tidligere erfaringer
til at danne et brugbart billede af verden.

I praksis mener hjerneforskere, at synsbarkens yderste
cellelag laver forudsigelserne af, hvordan verden ser ud, og
hvordan den opfører sig – mens de dybere lag af hjerne-
barken sammenligner forudsigelserne med de synsindtryk,
som hjernebarken hele tiden modtager. Hvis der er for stor
uoverensstemmelse mellem forudsigelsen og den virkelige
verden, sender neuronerne i bunden besked om forskel-
len til neuronerne i toppen, som derefter forbedrer deres
model. På den måde kan hjernen danne en slags indre film,
som repræsenterer omgivelserne – og som hele tiden opda-
teres med detaljer, så den bliver mere og mere præcis.

Ulempen ved mekanismen oplever du, når trylle-
kunstneren igen og igen snyder dine sanser: Din hjerne vil
uvægerligt koncentrere sig om de steder, hvor synsindtryk-
kene ændrer sig hurtigt. Det ved tryllekunstneren godt,
så han sørger for at dirigere din hjernes opmærksomhed
væk fra de steder, hvor hans tricks i virkeligheden foregår.
Derfor når din hjerne heller ikke at opdatere billedet af tryl-
lekunstnerens venstre hånd, idet han behændigt gemmer en
rekvisit af vejen, fordi den har travlt med at følge de hurtige

bevægelser, som tryllekunstnerens højre hånd laver med en vifte af spillekort. Så tricket dukker simpelthen aldrig op på de billeder, som din hjerne skaber af tryllekunstneren – selvom du kigger rigtig godt efter.

På turen videre hen over pladsen bliver du igen afbrudt i din sightseeing. Ud af øjenkrogen har du registreret, at flere mennesker stopper op. Samtidig dukker en lille procession af mennesker i farvestrålende middelalderkostumer frem fra en sidegade. Det, som lige skete i din hjerne, er bemærkelsesværdigt.

Mens du selv var optaget af pladsens smukke facader, opdagede din forudsigende hjerne, at noget ikke stemte: En række andre gående var ikke nået frem til det sted i dit synsfelt, som din hjerne havde forudsagt – men stod i stedet stille. Og i strømmen af mennesker var der pludselig dragter og farver, som ikke passede ind på en sommerdag i 2015.

Den finske hjerneforsker Risto Näätänen opdagede i 1978, at hjernebarken udsender en særlig fejlstrøm, hvis noget i vores omgivelser pludselig ændrer sig. Han studerede, hvordan hørebarken reagerer, hvis den analyserer en række lyde, hvor tonehøjden eller rytmen ændrer sig en smule undervejs.

Hvis du har set – eller måske snarere hørt – de indledende runder i *X Factor*, ved du, at vi straks lægger mærke til det, hvis tonerne i "Livin' on a Prayer" ikke harmonerer nogenlunde med Bon Jovis originale udgave af sangen. Vi krummer ligefrem tæer, så det er måske ikke overraskende, at hjerneforskere også kan måle ubehaget i vores hjerner. Det overraskende ved Näätänens fejlstrøm er, at hørebarken ubevidst registrerer afvigelser i lydbilledet – altså selvom du har din opmærksomhed rettet mod noget helt andet.

Hørebarken og synsbarken beregner altså konstant forskellen mellem de lyd- og synsindtryk, som den modtager, og dens egne forudsigelser. Näätänens fejlstrøm måler denne forskel, og den kan, hvis strømmen er stor, aktivere din opmærksomhed. Din ubevidste hjerne overvåger altså hele tiden omgivelserne for dig – og alarmerer dig, hvis noget tilstrækkeligt uventet sker. Som for eksempel da tøjstilen på pladsen skiftede med flere hundrede år.

KAN DU LSÆE DET HER?

Den geniale tyske fysiker og læge Hermann von Helmholtz foreslog allerede i 1800-tallet, at vores underbevidsthed opbygger en indre model af verden for at kunne forklare de sanseindtryk, vi modtager. Den britiske hjerneforsker Karl Friston har endda påpeget, at hjernen måske styrer og kontrollerer vores bevægelser via de sansesignaler, som muskler og sener sender tilbage til hjernen. Hjernen sætter altså bevægelser i gang – og kontrollerer, at de føles rigtige.

Det er en stor fordel, at din ubevidste hjerne forudsiger, hvad der sker i verden omkring dig – og kun alarmerer din bevidste hjerne, når et eller andet i sanseindtrykkene ikke stemmer. For det betyder, at din ubevidste hjerne kan overtage kontrollen over flere og flere funktioner, efterhånden som du lærer dem. Det frigiver beregningsressourcer, så din bevidste hjerne kan lære endnu mere – som hjernen igen automatiserer og så videre og så videre.

Hjernen gemmer hele tiden informationer, som gør den bedre til at forudsige verden omkring sig. Når vi lærer at læse i skolen, lærer vi først bogstaverne at kende, derefter hvordan de danner ord – og hvordan vi staver ordene rigtigt. Men for hjernen er opgaven ikke løst. Den følger også andre regler end dem, som du har lært. Det skal vi afprøve nu.

I det næste afsnit har jeg ændret på teksten, så den ikke umiddelbart kan læses. Men prøv alligevel. Måske lykkes det dig at afkode, hvad jeg har skrevet.

Kan du lsæe, havd jeg skrievr nu? I dtete ainfst har jeg btyett rnudt på bgtsaovenre i oderne. Det frøtse og det stdise bsgoatv såtr sdiatg på deers rgigtie plsdear, men de mdisrtete bgoaetvsr såtr nu i hlet tæilfildg rkekøælfge. Frsøt er det ret srævt at vnæne sig til, men når man har øevt sig ldit, fdneir din hrneje ud af et setsym i tketsen. Den feidnr ud af, at tketsen giver mnenig, hivs den ikke kerævr, at de mdisertte bgoaetvsr såtr, som de pjeelr. Etefr ldit tid kan de feltse dfroer lsæe en tkest, som er 'kyrpretet' på dnene mdåe, ntseæn uedn pboremelr. Din hnreje har lræt at gknednee rggtiit mgnae ord, og nu er den bvleet så god til det, at den kan rngee ud, havd der skal stå, solvem odrnee selt ikke er svatet rtitgigt. Det er samrt, ikke snadt?

VÆR BEREDT

MED DIN HJERNE I LIVSFARE

Vær beredt. De grønne spejderes slogan passer fint som motto til hjernen: Én af dens vigtigste funktioner er at indsamle informationer og udvikle færdigheder, så vi undgår at stå i farlige situationer – uden at vide, hvad vi skal gøre.

For vores forfædre kunne det betyde forskellen mellem liv og død at være forberedt på angreb fra rovdyr – og de skulle kunne reagere både hurtigt og hensigtsmæssigt, hvis de pludselig befandt sig i stor fare. Det er spændende at studere, hvordan hjernen klarer situationer, hvor vi er i overhængende livsfare, men den slags forsøg må hjerneforskere selvfølgelig ikke lave. I stedet kan vi bruge tv og internet til at se, hvordan mennesker reagerer, hvis de tror, de er i livsfare.

Søger du efter *scare pranks* på internettet, vil du finde videoklip, hvor spøgefugle skræmmer venner og familie fra vid og sans. Resultatet er fascinerende: Nogle af ofrene fryser og står helt stille. Resten af ofrene reagerer enten ved instinktivt at angribe spøgefuglen med stor kraft – eller ved overraskende hurtigt at flygte. På videoerne kan du se, hvordan de hurtige, instinktive reaktioner og høje skrig næsten altid overrumpler angriberen.

Vi kontrollerer ikke selv den refleks, som får os til at fryse, flygte eller slås for livet, hvis vi er i livsfare. Det er vores amygdala, der står bag. Vi kan finde denne mandelformede kerne inde i tindingelappen. Det er den, der aktiveres, når vi opdager en øksemorder bag køkkendøren en mørk og regnfuld aften, eller når vi på andre tidspunkter føler frygt eller vrede.

Amygdalas rolle som redningskatapult i farlige situationer har givet den et særligt privilegium: Hvis den modtager tilstrækkeligt faretruende synsindtryk fra omgivelserne, kan den med det samme få os til at stå musestille, slå og sparke eller løbe bort i vild panik. Den skal ikke igennem en tidskrævende proces, hvor vores bevidste hjerne først skal udtænke en redningsplan.

Samtidig øger amygdala pulsen, blodtrykket og blodgennemstrømningen i vores muskler, så vi er parate til at udøve sådanne kraftpræstationer. Amygdala sætter med andre ord handlinger i gang på et tidspunkt, hvor vi føler frygt, men endnu ikke har registreret, hvad der udløste den.

Men vores amygdala reagerer ikke bare instinktivt på farefyldte situationer – den husker dem. Ser, hører eller føler vi senere noget, som minder om første gang, faren optrådte, kan amygdala derfor starte alarmberedskabet igen – og forbedre vores chancer for at klare situationen, hvis den indtræder igen.

Amygdalas alarmfunktion er ikke altid hensigtsmæssig: Pludselig larm og lysglimt kan eksempelvis aktivere amygdala hos en soldat, som har været udsat for traumatiske oplevelser under sin udsendelse til en krigszone. Amygdala vil ikke blot genkalde de indre billeder af eksplosioner og lemlæstelser, han eller hun har set – men også gentage den stærke psykiske og fysiske stressreaktion, som soldaten oplevede dengang. Men denne gang hjælper beredskabet ikke soldaten.

Jeg skriver med vilje "aktivere amygdala", fordi hjernebarken ikke nødvendigvis er involveret i reaktionen. Amygdala kan med andre ord få os til at føle frygt, vrede eller tristhed, uden at vi er bevidste om, hvad der helt præcist udløste følelsen. Omvendt kan hjernebarken ikke styre amygdala, så soldaten kan altså ikke beslutte sig for ikke at genopleve stresstilstanden igen og igen. Hjerneforskere arbejder netop nu på at udvikle metoder, som kan slette dårlige minder. Men opgaven er svær: Mange er urolige for, at de ved et uheld kan komme til at slette ikke bare det ene minde, men også andre dele af vores erindringer eller vigtige færdigheder.

Lad os et øjeblik vende tilbage til din spadseretur over pladsen og til øjeblikket, før en stor fejlstrøm fik dig til at rette opmærksom mod menneskene i middelalderkostumer. Du drejede ubevidst hovedet, da noget ikke stemte i udkanten af dit synsfelt.

Friston har foreslået, at vores ubevidste hjerne ikke kun forudsiger, hvad vores sanser opfanger. Hjernen sørger også for at indsamle bedre data til sine forudsigelser. Da du drejede hovedet mod den del af pladsen, hvor noget ikke stemte, var det altså din forudsigende hjerne, som fik dig til det – så den kunne få bedre billeddata til sit arbejde. Havde dataindsamlingen i stedet afsløret en cafeejer, som var i færd med at flytte parasoller ud blandt de gående på pladsen, ville din ubevidste hjerne ikke have forstyrret din sightseeing, men ladet dig fortsætte på vej mod cafeen på den modsatte side af pladsen.

Hjernen kan altså skabe overensstemmelse mellem sin model af verden og den rigtige verden ved at samle flere oplysninger. Det næste spørgsmål er så, om hjernen vil forsøge at ændre på virkelighedens verden. Eller på den model, den selv har skabt af verden.

Forestil dig, at du sætter dig til bords til ved et større selskab: Der er dækket op med mange glas og flere sæt bestik. Den midterste kniv ligger lidt på skrå, så den rører ved en anden kniv. Skubber du mon – uden at tænke over det – kniven på plads, så alt ligger parallelt? Eller får den lov at ligge, indtil du får brug for den til hovedretten? Mange vil nok puffe til kniven, så bestikket ligger, som det plejer. Altså skabe orden i verden, så den passer med din indre model.

K34 DU 0G8Å LÆ89 D9T H9R?

Nu skal vi afprøve, hvad der sker, hvis hjernen ikke kan få sin model til at passe. Lad os forestille os, at du pludselig befinder dig i et parallelt univers. Det ligner meget vores, men der er en enkelt, markant forskel: Alfabetets bogstaver ser helt anderledes ud, end du er vant til. Spørgsmålet er nu, om din hjerne stædigt holder fast i sin model af verden – det normale alfabet – eller danner den en ny indre verden og vænner sig til de nye regler? Svaret giver næsten sig selv i næste afsnit.

K34 du 8å 0g8å læ89, hv3d j9g 8kr1v9r 4u? 1 d9tt9 3f841t bl1v9r d9t lidt 8vær9r9! 4u h3r j9g bytt9t 40gl9 af 0rd9498

b0g8t3v9r ud m9d t3l m9ll9m 4ul og 41. For 9k89mp9l er
d9t først9 b0g8t3v 1 3lf3b9t9t 8k1ft9t ud m9d t3ll9t tr9, og
d9t f9mt9 50g8t3v9 1 3lf3b9t9t m9d t3ll9t 41. Du h3r 40k
1kk9 læ8t 0rd m9d t3l 1 t1dl1g9r9, så hv18 d9t 3ll1g9v9l
lykk98 d1g at læ89 t9k8t94, 8kyld9s d9t 3t d14 hj9r4e
9ft9rhå4d94 r9g49r ud, 3t t9k8t94 g1ver m9414g, hv1s d94
'læ89r' n0gle af t3ll949 s0m b0g8t3v9r. J9g har bytt9t 8yv
b0g8t3v9r ud m9d t3l. 0rd949 bl1v9r 8vær9r9 3t g94k9nd9,
hv1s m34 9r8t3tt9r fl9r9 b0g8t3v9r med t3l 9ll9r 8ymb0l9r.

Denne uskyldige leg med tal og bogstaver rejser et
vigtigt spørgsmål: Vil hjernen også se stort på vores lærdom
om, hvad der er rigtigt og forkert, hvis omstændighederne
kræver det? Faktisk forudsiger Fristons teori, at vores hjer-
ner vil gøre alt for at mindske uoverensstemmelser mellem
dens model af verden og den virkelige verden.

Talrige psykologiske eksperimenter bekræfter, at vi er
parate til at ændre vore normer og adfærd ganske meget for
at undgå, at de kolliderer med omgivelsernes forventninger.
Vi skyder tit skylden på for eksempel dårlig opdragelse, når
unge mennesker ender i kriminalitet, misbrug eller radi-
kalisering. Men hvis vore omgivelser ændrer sig radikalt,
vil vores hjerner næppe holde fast i vores børnelærdom. I
hvert fald var hjernen parat til at gøre op med vores ide om,
hvad et alfabet er, for ikke at lade os i stikken i det parallelle
univers, vi lige besøgte.

TANKEFLUGT

KONCENTRATION, TAK!

"Far, hvad sagde jeg lige før?". Bertha, min 10-årige datter, sikrer sig med sit spørgsmål, at jeg hører efter. Hun er ved at fortælle mig om den hesteflok, vi tit møder på vores gåture i Mols Bjerge.

Berthas spørgsmål er en slags standardtest. Vi stiller det, når vi vil sikre os, at vores far, kone eller ven koncentrerer sig om det, som sker lige nu og her. Hvis de ikke kan svare tilfredsstillende, undskylder de sig sikkert med, at de dagdrømte, fantaserede eller havde deres tanker et andet sted.

Vi har hørt om den undersøgelse, hvor psykologer på Harvard med en app undersøgte, hvad deres forsøgspersoner foretog sig på tilfældige tidspunkter af dagen, og hvor glade de var. Psykologerne spurgte også forsøgspersonerne, om de dagdrømte, da de blev kontaktet: Det gjorde godt 47 %. Hvad enten de kørte i metroen, arbejdede på kontoret, lyttede til deres yndlingsmusik eller læste en roman, var deres tanker altså et helt andet sted i næsten halvdelen af tilfældene. Kun én aktivitet viste sig at kræve al deres opmærksomhed: De forsøgspersoner, som dyrkede sex, da mobiltelefonen stillede sit spørgsmål, rapporterede alle, at de var fuldt optaget af deres gøremål.

Vi bestemmer ikke selv, hvilke tanker vores hjerne sætter i gang – eller om der følger følelser af glæde eller bekymring med de indre billeder. I Harvard-undersøgelsen var de forsøgspersoner, som dagdrømte, da de blev kontaktet, generelt mindre glade end de, som ikke gjorde. Dagdrømmenes indhold kunne dog langtfra forklare forsøgspersonernes humør.

Vi behøver altså ikke være bange for, at dagdrømme gør os i dårligt humør. De hjælper os sandsynligvis med at gennemleve scenarier, som vi derefter bliver bedre til at tackle i den virkelige verden. Jeg synes selv, jeg får gode ideer, når jeg dagdrømmer.

Vores dagdrømme er en stor udfordring for hjerneforskere, som forsøger at kortlægge hjernen. Forestil dig, at vi vil undersøge, hvad din hjerne laver, mens du kigger på kunst. Vi placerer dig først i vores MR-skanner. Derefter viser vi dig skiftevis en blank skærm og billeder af moderne skulpturer, mens skanneren tager BOLD-billeder af din hjerne. Bagefter finder vi med hjælp fra en computer frem til de hjerneområder, hvor kunsten fik skanningsbilledet til at lyse op. Takket være Mossos, Roys og Sherringtons arbejde vil vi nu antage, at din kunstoplevelse aktiverede disse hjerneområder.

Problemet ved at bruge ændringer i skanningsbillederne til at finde din hjernes kunstområde er, at din hjerne ikke 'laver ingenting', når du kigger på den blanke skærm imellem skulpturbillederne. Den dagdrømmer, og måske påvirker kunsten endda de tanker og associationer, som opstår i dit hoved, når billederne med skulpturer forsvinder. Så måske skal vi i virkeligheden kigge på de områder, hvor skanningsbillederne lyser op *imellem* skulpturbillederne for at forstå, hvor og hvordan kunst påvirker din hjerne?

Mange hjerneforskere bruger nu MR-skannere til at studere ændringer i hjernens aktivitet uden at bestemme, hvad forsøgspersonen skal tænke på imens. De har opdaget, at mange af de områder, som ikke lyser op på hjerneskanningsbilleder, mens hjernen løser en bestemt opgave, er mere aktive, når vi dagdrømmer. Så vores tanker og dagdrømme kan altså opstå i de dele af hjernen, som vi ikke har studeret tidligere – fordi vi mest har studeret hjernen, mens den løser opgaver, som vi hjerneforskere, og ikke dens ejermand, har stillet den.

Flere laboratorier bruger nu såkaldte MEG-skannere for at måle hjernecellernes aktivitet mere direkte. Apparatet måler de svage magnetfelter, som opstår, når hjernebarkens neuroner sender signaler til andre dele af hjernen. Hvem ved – måske kan vi en dag filme en tanke, mens den bliver til. Det er da en forførende tanke.

Når vi skal undersøge, hvad der forgår i hjernen, når vi dagdrømmer, kan vi måske få hjælp fra en uventet kant. Fordybelse og meditation har gennem årtusinder været vigtige redskaber for religiøse tænkere og filosoffer – måske fordi menneskehjernen netop bruger så stor en del af tiden på at lade tankerne flyve. Meditation er spændende set fra en hjerneforskers perspektiv, fordi flere meditationsteknikker har til formål at undersøge vores tanker og få os til at sanse verden på en anden måde, end vores hjerner er vant til.

Meditation indledes ofte med, at den mediterende koncentrerer sig om kroppen. Eksempelvis hvordan åndedrættet føles, når luften passerer ud og ind gennem næseborene.

Normalt forudsiger hjernen jo disse sanseindtryk – og alarmerer os kun, hvis de ændrer sig. Som for eksempel hvis et støvfnug eller lignende kildrer i næsen, så vi skal overveje at undertrykke et nys. Den forudsigende hjerne fortæller os med andre ord om ændringer i sanseindtryk – ikke om selve sanseindtrykket.

Mediterende øver sig også på at dirigere deres opmærksomhed mod netop det ene objekt, de sanser eller tænker på. De fortæller, at de for eksempel oplever et kirsebærtræs blomster, blade og grene langt mere intenst, når de netop forsøger at registrere alt det, de ser.

De mediterendes oplevelse hænger muligvis sammen med, at hjernen har brug for tid, hvis den skal opbygge et detaljeret billede af et særligt kirsebærtræ i vores hjerne. Hjernen sammenflikker uden tvivl et mere rudimentært billede af kirsebærtræet, hvis vi i stedet suser gennem skoven i en bil. Så vil vi opleve verden, må vi tage den tid, det tager.

ARISTOTELES FÅR DET SIDSTE ORD

Det var i 1637, at Descartes skrev: "Jeg tænker, derfor er jeg". Hans sætning udtrykker, at han havde indset, at vores sanser i yderste konsekvens kan spille os et puds. Den fysiske verden, som vi kender den, kan principielt være en illusion. Han mente derfor, at evnen til at tænke – og tvivle – var det eneste sikre udgangspunkt for at forstå verden. Jeg er sikker på, at denne Tænkepause ville have styrket Descartes' skepsis over for de billeder, som vores hjerne danner af omverdenen.

I dag arbejder hjerneforskere, psykologer og filosoffer heldigvis *sammen* for at forstå hjernen og vores bevidsthed. De er optaget af spørgsmål, du måske har stillet dig selv undervejs: Er jeg min hjerne? Bestemmer jeg over min hjerne, eller den over mig? Jeg har da min egen fri vilje?! Det er et par meget svære spørgsmål, som hjerneforskere stadig spekulerer over: De er enige om, at vi føler, at vi selv styrer vores egne handlinger. Men når de undersøger hjernens indre beslutningsprocesser nærmere, finder de ikke noget afgørende bevis for, at vi faktisk har en fri vilje.

Den amerikanske hjerneforsker Benjamin Libet satte sig i starten af 1980'erne for at undersøge, hvordan hjernen styrer vores handlinger. Libet ville undersøge, hvor lang tid der går, fra vi tager en beslutning, til vi faktisk udfører den handling, vi besluttede.

Libet bad en række forsøgspersoner om at bevæge en finger, når de fik lyst. Imens registrerede han aktiviteten i deres hjerne og fingermuskler ved hjælp af to elektroder. Libet vidste, at hjerneelektroden ville vise et såkaldt beredskabspotentiale, allerede et halvt eller helt sekund før fingeren bevægede sig. Beredskabspotentialet skyldes formodentligt, at hjernecellerne er i færd med at planlægge den bevægelse, som forsøgspersonerne har besluttet sig for at udføre.

Libet anbragte et ur i laboratoriet for at finde ud af, præcist hvornår forsøgspersonerne besluttede sig for at bevæge fingeren. Han bad forsøgspersonerne huske, hvor urets viser befandt sig i det øjeblik, de tog beslutningen. Nu tænker du sikkert, at rækkefølgen er givet på forhånd:

Først beslutter forsøgspersonen sig for at bevæge fingeren, dernæst opstår beredskabspotentialet, og til sidst bevæger fingeren sig.

Men da Libet analyserede sine resultater, kom han frem til en højst besynderlig konklusion: Hjernebarken var i færd med at planlægge fingerens bevægelse, *før* forsøgspersonerne – ifølge eget udsagn – besluttede sig for at bevæge den.

Hjerneforskere og filosoffer diskuterer stadig, hvordan man skal fortolke Libets resultater – og ikke mindst hvilke konsekvenser de har for vores selvopfattelse: Hjernen træffer tilsyneladende beslutninger for os – men lader os forblive i den tro, at vi bestemmer.

De seneste år har forskere brugt MR-skannere til at lede efter hjerneaktivitet, som kan forudsige, hvornår og hvordan forsøgspersoner vil reagere – når de selv frit må bestemme. Det viser sig, at hjernen tilsyneladende bliver mere og mere sikker på, hvad den vil med tiden – men at forsøgspersonen selv først føler, at han eller hun beslutter sig, flere sekunder efter at hjernen er blevet sikker i sin sag.

Mens jeg skrev denne bog, havde jeg fornøjelsen af at lede et ph.d.-forsvar ved Aarhus Universitet. Det var Mads Jensen, en lovende ung filosof *og* hjerneforsker, der skulle forsvare sin afhandling. Han havde lavet en række forsøg, som giver os ny og spændende viden om aspekter af Libets eksperiment. To internationale topforskere var indkaldt som opponenter – altså specialister inden for Mads' forskningsområde. De skulle stille Mads vanskelige spørgsmål og sikre, at der ikke var huller i hans arbejde og viden.

Da opponenterne var overbevist, stillede den ene det

spørgsmål, jeg havde glædet mig til at høre svaret på: "Så, har vi en fri vilje?". Mads svarede klogt, at det er der nogle forskere, der stadig mener. Men han tilføjede, at vi nok snarere har frihed til at vælge, hvilke handlinger vi *ikke* vil udføre.

Med andre ord: Vores hjerne arbejder hele tiden med mulige scenarier og planer for den nære og mere fjerne fremtid – og efterhånden som de modnes, kan vi stoppe de handlinger, som ikke passer i situationen. Så du har muligvis ikke valgt at læse denne bog, men snarere fravalgt at se en film i fjernsynet, tømme opvaskemaskinen – eller noget helt andet.

Aristoteles levede i Grækenland for snart 2400 år siden, men betragtes stadig som én af historiens vigtigste biologer og filosoffer. Han tog fejl på et enkelt punkt, da han påstod, at vores tanker, sanser og bevægelser er styret fra hjertet, mens hjernen – i kraft af sin størrelse og fugtige overflade – hovedsageligt havde til opgave at afkøle blodet.

Aristoteles påpegede imidlertid en vigtig skelnen, som vi også har fokuseret på. På over 2000 års afstand kan jeg og Aristoteles nemlig godt blive enige om, at der er forskel på at gå, se og høre – og at være opmærksom på, at vi gør det. På trods af at han troede, at hjernen blot var en avanceret køleanordning, skal Aristoteles derfor have det sidste ord. I sin *Nikomacheiske etik* skriver han om det gode liv:

"At være bevidst om, at vi sanser og tænker, er at være bevidst om, at vi eksisterer"